LA MICROBICULTURE

ou l'art de devenir millionnaire

EN ÉLEVANT DES CANARDS

Microscopiques et Rabiques

L'illustre savant que le monde entier nous envie, comme il envie l'admirable centralisation qui nous permet d'avoir des gouvernements forts, tant d'excellents bureaucrates et un si beau budget, providence de tant de Français, M. Pasteur, après des recherches inouies, vrais travaux d'Hercule, que l'Etat a bien maigrement récompensés, a découvert que toutes les maladies virulentes, intermittentes et autres, avaient pour cause unique des germes d'une seule espèce, sortes de canards microscopiques qui vont, qui viennent et volent dans les airs.

Ces germes, auxquels je donne le nom vulgaire de canard, non par un esprit de dérision qui serait bien déplacé, mais pour être mieux compris du public, s'introduisent dans le corps des animaux avec leurs aliments, avec l'air qu'ils respirent, par la moindre égratignure faite à la peau et, en se multipliant rapidement et à l'infini, ces germes peuvent, selon leur caprice, produire toutes les maladies connues et beaucoup d'autres que l'illustre Maître découvrira ou créera plus tard.

Ces animalcules, de la nature des infusoires, que les micrographes allemands ont eu la sottise de prendre pour des végétaux et qu'ils ont appelés *Bactéridies*, ont été nommés par M. Pasteur : *microbes*, nom infiniment plus rationnel. Ces microbes sont, je l'ai dit, à l'exclusion de toute autre, la cause unique de toutes les maladies des hommes et des animaux ; c'est ce que l'illustre Maître a établi par des expériences aussi admirables qu'indiscutables. C'était là, comme il l'a dit, changer entièrement le pôle de la science médicale, éclaircir entièrement son horizon, En effet, avec la théorie des germes, toutes les obscurités disparaissent et tout s'explique avec la plus grande facilité.

Grâce à cette belle et grande découverte, la jeunesse médicale n'aura plus à se rompre la tête dans l'étude des vieux radotages d'Hippocrate, d'Hérophile, de Sérapion, de Celse, de Galien, de Sydenham, de Haller, Stal, Boerhawe, Barthez, Broussais et autres vieilles perruques dont on oubliera bientôt même le nom.

L'étiologie, la pathologie, la clinique, l'hygiène et autres vieilles rengaînes ne sont plus d'aucune utilité. Toute la science médicale consiste aujourd'hui à prendre un microscope et à chercher la petite bête ; — tout est là. Le microbe, c'est l'alpha et l'oméga, le commencement le milieu et la fin de l'art moderne de guérir, art arrivé à une admirable simplification, grâce au génie de M. Pasteur.

Et c'est avec un bien légitime orgueil que « l'immense savant », comme l'appelle avec raison la *Gazette des Hôpitaux*, s'est écrié un jour à l'Académie de Médecine :

« *A côté de la jeune médecine qui entre résolument dans la voie scientifique, existe une vieille médecine qui s'effondre, et dont j'espère voir disparaître les derniers vestiges sous le triomphe de la théorie des germes* ».

Ces belles et prophétiques paroles frappèrent ses collègues d'une subite stupeur d'admiration ; seul, feu M. Bouillaud, vu son grand âge, osa protester timidement en disant : Qu'à bien considérer les choses, M. Pasteur n'avait rien trouvé de nouveau ; que sa théorie des germes n'était autre chose que la théorie des miasmes des anciens médecins, et que germes ou miasmes on n'en était pas plus avancé (1).

Pas plus avancé ! Je vous le demande ? les miasmes, qui les a vus, qui les connaît qui les a saisis ? tandis que les germes, les microbes pastoreaux, tout le monde peut les voir, les saisir ! Or, avoir à faire à un ennemi invisible, ou avoir à faire à un ennemi visible, saisissable, que l'on peut combattre corps à corps, vaincre et exterminer, si c'est là ne pas être plus avancé, quand le sera-t-on ? C'était incontestable : l'art de guérir venait de faire un pas immense : la cause première des maladies était enfin connue. Restait à trouver le moyen de la combattre.

(1) Comptes-rendus de l'Académie de Médecine.

Si l'on avait confié cette recherche aux vieilles perruques de l'Institut, l'une aurait proposé de faire de la médecine hippocratique, l'autre de la médecine galinique, expectante, agissante ; d'autres de la médecine symptômatique, perturbatrice, révulsive, anti-plogestique, excitante et surtout embêtante, autant qu'impuissante. Mais M. Pasteur, mieux au courant que la plupart de ses collègues des progrès de la science à l'étranger, eut l'idée, et c'est ici le trait de génie le plus remarquable de cet homme étonnant, eut l'idée — en s'appuyant sur les théories de Darwin sur la variabilité des espèces — eut l'idée de changer la nature malfaisante du microbe, ce principe du mal, en nature bienfaisante. A cette fin, il se mit à cultiver, à élever le microbe dans du bouillon de poulet, comme on cultive, comme on élève de simples canards. De là l'intitulé de cet opuscule, publié dans le seul but de faire mieux connaître les principaux mérites du savant illustre, auquel Paris et la France entière rendent un culte si bien mérité.

La culture ou élevage du microbe a, on le sait, réussi au-delà de toute espérance ; le microbe de culture est devenu déjà le vaccin d'un grand nombre de maladies : du choléra des poules, du charbon des bêtes à corne, du rouget des porcs, de la rage canine, asine et humaine, et deviendra probablement, dans un avenir peu éloigné, le vaccin de toutes les maladies, moyennant quelques perfectionnements ou modifications de culture que ne manquera pas de lui faire subir l'intelligent inventeur.

Sans parler des homœopathes, les seuls vaccinateurs et inoculateurs rationnels, depuis un temps très reculé, on a inoculé la variole pour prévenir la variole ; à notre époque, Auzias-Turenne a inoculé la syphilis pour prévenir la syphilis. Tous les inoculateurs, en un mot, ont cherché à prévenir les maladies à récidive, rare ou nulle par la maladie elle même, ce qui, soit dit en passant, a médiocrement réussi. Le grand Jenner lui-même, que l'on trouve bien petit si on le compare à Pasteur, a, par suite d'observations qui lui furent communiquées par des gens de la campagne, employé contre la variole le vaccin *naturel* de la vache. Mais contre le charbon, par exemple, que M. Pasteur prévient avec tant de succès, ce n'est ni le charbon lui-même, comme le croient beaucoup de vétérinaires ou médecins de campagne, ni un vaccin naturel quelconque qu'inocule le savant chimiste, mais un *vaccin artificiel*, composé avec des microbes de culture, composition dont M. Pasteur a cru devoir garder le secret, afin, dit-il, de soustraire son admirable invention « *à la curiosité malsaine* de ses collègues de l'Académie de médecine ».

Mais le dépôt de ce *remède secret* se trouve chez Boutroux, rue Vauquelin, 28, Paris, où l'on s'en procure à un prix raisonnable (Demandez le prospectus et exiger la signature sur les flacons (1).

Bref, des expériences sur la vaccination char-

(1) Une grande société par action vient de se créer, dit-on, pour *la vulgarisation du vaccin charbonneux Pasteur !* Capital : 250 mille fr.

bonneuse (système Pasteur) se sont faites à Pouilly avec un plein succès ; il s'en est fait à Nevers, à Nimes et à Montpellier, qui donnèrent certainement d'aussi beaux résultats.

Eh bien ! cet homme de génie, ce *bienfaiteur de l'humanité*, comme l'a appelé avec raison M. Dumas, de l'Institut, cet expérimentateur éminent, qui a déjà guéri de toutes leurs maladies nos vins, nos vers à soie, qui guérit actuellement nos poules et nos coqs du choléra ; nos bœufs, nos moutons, nos chevaux du charbon, qui a déjà guéri tant de gens de la rage, et qui, en variant ses *cultures*, inventera sans aucun doute le vaccin de toutes les maladies, ce qui paraît maintenant possible ; cet homme, dis-je, a trouvé d'innombrables contradicteurs, tellement il est vrai que l'envie, comme les guêpes, s'attache toujours aux meilleurs fruits.

Pour les vins, c'est M. Maurial, alors rédacteur du *Moniteur vinicole*, qui a osé dire : « Parti » d'Appert pour le chauffage des vins, M. Pasteur » en est resté à Appert. » Et au sujet d'un compte-rendu à l'Académie des sciences, d'une commission d'expertise sur des échantillons chauffés par M. Pasteur, le même gratte-papier a osé affirmer que les échantillons réussis avaient été seuls présentés à la commission, tandis que ceux, en plus grand nombre, que le chauffage avait meurtris, troublés ou tués lui avaient été cachés. Ces affirmations *inexactes* furent promptement punies comme elles le méritaient. M. Maurial fut remercié par le *Moniteur vinicole* et remplacé par M. Thérel des Chênes, *ami* de M. Pasteur et *fabricant* d'œnothernes. Au reste, tous les folliculaires qui ont voulu suivre le pernicieux exemple de Maurial ont été renvoyés par les journaux auxquels ils travaillaient, tellement est grande dans toute la presse parisienne l'admiration qu'inspire l'illustre savant. C'est de l'idolâtrie et il y a bien de quoi, on en conviendra.

Au sujet des vers à soie, ce fut M. Guérin-Meneville, le découvreur des corpuscules dits de Cornalia, qui, malgré la réserve qu'il aurait dû garder comme inspecteur général de la sériculture, osa affirmer que l'intervention *inconsciente* de M. Pasteur dans cette partie, qui lui était étrangère, avait été plus nuisible qu'utile, et que si les réussites des chambrées étaient un peu moins mauvaises, cela tenait à la diminution naturelle de l'épidémie bombycine et non à l'emploi des soi-disants procédés Pasteur (grainage au microscope). On sait que, pour avoir soutenu une pareille thèse, M. Guérin-Meneville fut promptement destitué, malgré ses trente années de service, ce qui n'était que juste.

Une autre fois, c'était M. Jousset de Bellesme, professeur à la Faculté de médecine de Nantes, qui dut donner sa démission pour avoir osé, dans le projet d'un discours d'ouverture, opposer indirectement Claude Bernard à Pasteur.

Je n'en finirais plus si je voulais énumérer tous ceux, à ma connaissance, à qui il est arrivé malheur pour avoir méconnu injustement les services rendus à l'agriculture ou à la science par l'illustre et puissant maître ; mais j'en finirais encore

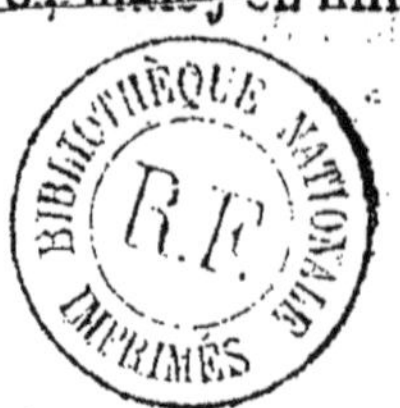

moins si je voulais énumérer tous ceux à qui il est arrivé bonheur pour avoir su convenablement et en temps opportun apprécier ces dits services.

Bref, en sériculture, les adversaires de M. Pasteur ont été innombrables. Voici les principaux : Ozimo de Padoue, Cantoni de Turin, Joly de Toulouse, de Plagnol de Chomérac, d'Arbalestier de la Drôme, Gagnat de Joyeuse, Dusseigneur de Lyon, Félix Achard de Saint-Marcellin, Nourrigat de Lunel, Nicollet de Grenoble, qui tous ont eu l'audace de réclamer comme leur appartenant l'une ou l'autre des pièces les plus importantes formant le bagage séricole du grand inventeur : l'un lui réclamait ses corpuscules, l'autre ses microzimas (1), un autre ses ferments en chapelets, ses bâtonnets, ses vibrions, ses ovoïdes pointus (2) ; un cinquième ou dixième, son examen microscopique des sujets reproducteurs, un vingtième réclamait son grainage cellulaire. Enfin, si l'on avait voulu prêter l'oreille à ces innombrables réclameurs, tout, jusqu'au microscope du Maître, leur aurait appartenu.

M. Pasteur coupa court à toutes ces criailleries, que la presse de province avait le grand tort d'accueillir, par la réponse suivante dont je ne me rappelle plus que le sens : « Le véritable inventeur n'est pas celui qui trouve

[1] Voir les vives réclamations de M. Béchamp adressées à l'Académie des sciences, réclamations qu'il poursuit encore à l'Académie de médecine.

[2] Voir le Mémoire de M. de Plagniol présenté au Congrès séricole de Lyon, en 1869, et voir les nombreux articles parus dans le *Moniteur des Soies* et autres journaux séricoles.

le premier la chose, mais le premier qui sait la faire mousser. Cette théorie, très goûtée par les inventeurs de la douzième heure, fut reproduite très embellie par M. P. Bert, dans son rapport sur la récompense nationale de 12,000 fr. de rente qui fut on le sait, accordée au sauveur des vers à soie. » M. Bert dit : « Le véritable inventeur, ce » n'est pas l'homme aveugle qui trouve le chemin » par hasard, mais le clairvoyant qui découvre » d'où il vient et où il va ».

De tous ces gens-là, les plus ennuyeux n'étaient pas ceux qui réclamaient quelque chose comme leur appartenant, mais ceux qui ne réclamaient rien et qui soutenaient, bien plus âprement que M. Guérin-Meneville, qui mourut de chagrin peu à près sa mise en disponibilité, qui soutenaient que l'intervention de M. Pasteur avait été très nuisible ; que, comme l'affirmaient MM. Nicolet, secrétaire de la Société d'agriculture de l'Isère, le Dr Luppi de Lyon, de Masquard de Nîmes et autres vieux sériculteurs, que le grainage cellulaire préconisé par M. Pasteur étant anti-naturel, devait forcément achever la dégénérescence des races françaises, déjà très compromises, et, à l'appui de cette prétendue dégénérescence, ils osaient affirmer que la France, qui produisait autrefois 30.000.000 de kilogrammes de cocons, était arrivée à n'en plus produire que 3 ou 4.000.000 de kilogrammes. Inutile de dire que ces chiffres ne concordaient nullement avec les statistiques *très exactes* que faisait faire M. Pasteur par ses amis.

Certainement les récoltes ont été déplorables

dans ces dernières années et personne ne le nie ; mais est-ce la faute de l'illustre Académicien si les « gelées d'avril, les pluies et les froids excep- » tionnels du printemps, ont fait de ces dernières » années les plus défavorables de ce siècle (1) » ? Le procédé Pasteur est excellent, mais à la condition qu'il fasse beau, alors il réussit toujours.

Fort heureusement que le gouvernement, ému de « ces indignes et malhonnêtes critiques », en consolait de temps en temps l'habile sériculteur officiel par l'octroi de quelque nouvelle décoration ou de quelque nouvelle subvention pour ses savantes études. Tantôt c'étaient les modiques sommes de 40 et 50.000 fr. que le Ministre de l'Agricultnre faisait porter au budget pour subventionner les expériences de M. Pasteur sur les bœufs et les moutons, expériences que celui-ci aurait faites, dit-on, sur des lapins et des rats d'Inde. Et quand cela serait, est-ce au volume du sujet qu'il faut mesurer la valeur de l'expérience ? Et puis, en les étudiant au microscope et même à un moindre grossissant, n'est-il pas facile de prendre des lapins et des rats pour des bœufs et des moutons, ce qui met à l'abri de tout reproche la conscience de l'honnête et économe expérimentateur.

Mais comme ces critiques anti-patriotiques allaient toujours croissant, le gouvernement était forcé de faire de même pour ses consolations. Une année c'était 12.000 fr. de rente qu'il faisait

[1] Pasteur, séance de l'Académie de Médecine du 29 novembre 1879.

accorder au sauveur de la sériculture. Bientôt il faisait porter cette trop modeste pension à 25.000 francs pour sauvetage des moutons, et afin, disait le rapporteur P. Bert, que l'éclat de la récompense convainquit les plus incrédules.

Eh bien ! ces récompenses si bien méritées, loin de convaincre les incrédules, comme l'espéraient P. Bert et le gouvernement, ne faisaient que les exciter. Ils prétendaient que les expériences de jardin qui se firent à Pouilly, Nimes, Montpellier, etc., ne prouvaient pas que les animaux inoculés avec le liquide Pasteur ne contracteraient pas le charbon naturel, et, à l'appui, ils citaient les faits suivants :

Dans une ferme des environs de Laon on aurait vacciné jusqu'à trois fois, à 15 jours d'intervalle, un troupeau atteint du charbon, sans pouvoir enrayer la maladie : dans une ferme voisine, on aurait vacciné les chevaux qui n'étaient nullement malades et trois auraient péri des suites de l'opération ; M. Magnier, le propriétaire, aurait réclamé le prix de ses chevaux qui lui aurait été remboursé.

Dans les environs de Meaux, un vétérinaire ayant tué quatre vaches avec le fameux vaccin, M. Pasteur aurait payé les quatre bêtes pour couper court aux réclamations des intéressés.

Et dernièrement ne voilà-t-il pas un envieux vétérinaire, M. Boullier de Courville, qui, dans une lettre adressée au préfet d'Eure-et-Loir, ose affirmer, après avoir cité une foule de prétendus cas d'insuccès, que « c'est par millions que se

» chiffrent en France les pertes causées par la
» vaccination charbonneuse ».

Le même détracteur de la plus grande de nos gloires, dans une autre lettre insérée dans le *Journal de Chartres* du 13 courant, afin de contredire un confrère qui cite un cas de succès dans une pâture malsaine où tous les animaux avaient le charbon, ledit Boullier n'ose-t-il pas prétendre qu'aucun cas de charbon ne s'était jamais présenté chez le propriétaire. « Que la pâture en
» question n'a rien de dangereux, pas même sa
» mare où vivent, dit-il, des tanches qui valent
» bien mieux que les *poissons d'avril* de M. Pas-
» teur et de ses disciples ».

« Heureusement toutes ces taquineries odieuses ne troublent pas les études du divin Maître, et les calomnies, les mensonges de ces piteux adversaires ne s'élèvent pas à la hauteur de son dédain ». La preuve c'est qu'il n'en vient pas moins de mettre le comble à sa gloire en découvrant le microbe de la rage dont il a fait du vaccin en le cultivant dans la moëlle de lapin.

Et déjà, on le sait, il a inoculé et guéri, dans son étroit laboratoire de la rue d'Ulm, près de deux mille mordus qui, sans lui, seraient tous morts dans les convulsions de l'hydrophobie, et sans compter ceux qui auraient été mordus par eux, s'ils n'avaient pas été guéris, et sans compter les mordus que ces derniers mordus auraient mordus, et ainsi de suite (1).

(1) *L'Intransigeant, le Gil-Blas, la République Radicale* et divers autres, ont prétendu qu'une douzaine de mordus russes, roumains ou français seraient

Cependant ces admirables résultats sont niés par de nouveaux envieux dont les uns prétendent que la rage est une maladie imaginaire que tous les rebouteurs de province guérissent infailliblement, les autres, comme M. P. Combes, dans sa conférence du 22 mars à la salle du boulevard des Capucines (1), affirment qu'il y a cinquante ans le Dr Buisson, de Montpellier, s'était guéri lui-même de la rage confirmée, par des bains de vapeur, procédé appliqué depuis lors avec un constant succès (2).

Je conviendrai, si l'on veut, que, pour la rage ancienne ou endémique d'autrefois, les rebouteurs, la cautérisation, les bains de vapeur peuvent suffire ; mais avec la rage que Dieu a rendue épidémique pour la punition de nos péchés et de notre impiété, mais avec les innombrables chiens, chats, ânes, mulets enragés et gens mordus qui deviendront bientôt aussi nombreux que les étoiles filantes à certaines époques de l'année, il fallait un sauveur providentiel, un grand génie capable de trouver un plus puissant remède et même capable de créer un vaste établissement où seraient traités tous les mordus de l'univers, car l'épidémie rabique est entrain d'envahir tout l'univers, l'impiété étant, hélas ! universelle.

morts de la rage à la suite des vaccinations anti rabique de Pasteur. Et quand cela serait ? Est-ce que les exceptions ne confirment pas la règle ? Et plus il y en a et plus la règle est confirmée. Le premier collégien venu sait cela.

(1) Voir la vérité sur la rage par P. Combes.

(2) *La rage*, moyen préservatif et curatif par le Dr Buisson.

Cet homme providentiel c'est M. Pasteur, les fonds pour l'établissement sont en grande partie trouvés, il ne manque que le terrain qui a été demandé au Conseil municipal de Paris — 600 mètres de terrain dépendant de l'ancien collège Rollin. — Eh bien ! au lieu de voter cette donation avec enthousiasme, le Conseil municipal a laissé « l'ignorance, l'envie et la mauvaise foi vomir à qui mieux leur bave contre ce grand homme et le traiter d'*industriel, voire de charlatan* (1) ».

Et en définitive le Conseil municipal parisien n'a accordé que 2,500 mètres de terrain pour trente ans seulement, vote tout à fait dérisoire.

Aussi un lecteur indigné de la *Lanterne* est-il d'avis que l'illustre académicien devrait refuser la largesse mesquine du Conseil municipal de Paris, et qu'il faudrait faire circuler une pétition monstre par toute la France pour la construction de cet institut.

C'est justement l'idée lumineuse et patriotique du lecteur indigné de la *Lanterne* que je viens appuyer de toutes les forces de mon propre patriotisme et de ma propre indignation.

FRANÇAIS ET SURTOUT PARISIENS

Laisserez-vous plier devant « une réunion de fruits secs et d'utopistes », le savant le plus illustre que la France ait jamais produit, l'homme qui, comme l'a dit M. Jules Simon, a fait gagner des milliards à

[1] Séance du Conseil municipal de Paris, du 28 mai 1886.

la France par ses belles découvertes (1), qui après avoir sauvé la viniculture, la sériculture, l'oviculture, la boviculture, créé la rabiculture, transformé et simplifié la médecine d'une manière si admirable, paraît destiné à trouver bientôt le microbe de la mort, voire le microbe du crime dont il fera aussi du vaccin. . . . . . .

Non ! vous soutiendrez « *ce bienfaiteur de l'humanité* » que la postérité reconnaissante adorera presque à l'égal de Dieu ; et en effet ! Dieu avait créé le microbe le principe du mal, la cause de toutes les maladies. Pasteur en a fait un remède à tous les maux. . .

Proudhon a pu dire : Dieu c'est le mal. Et moi je vous dis : Pasteur c'est le bien. N'a-t-il pas dompté les ténèbres de la science et mis un frein aux rigueurs de la mort, comme l'a proclamé feu M. Barral, au triomphe d'Aubenas.

« Le monde entier est devenu son tributaire, et de toutes les nations s'élèvent des voix reconnaissantes rendant hommage à ce *grand sauveur*(2). »

Bref ! ce grand sauveur si *désintéressé* (Robinet) qui *a montré tant de courage devant le choléra* (Strauss), vous le soutiendrez par une nouvelle souscription monstre, ou tout au moins en donnant un élan irrésistible à celle qui est en cours, afin d'obtenir une somme colossale, à la grande confusion des Cattiaux, des Navarre, des Chassaing, des Boëns, des Combes, des Huot et autres roquets de France ou de l'étranger.

(1) Discours de J. Simon, ministre de l'instruction publique devant les sociétés savantes à la Sorbonne.
(2) Discours de M. Goblet, ministre de l'instruction publique, à la récente réunion des sauveteurs de la Seine

BANQUIERS, RENTIERS ET ÉPICIERS

Ne craignez pas de lâcher la bride à votre enthousiasme, et surtout lâchez les cordons de votre bourse : les billets de banque, les louis d'or, les gros sous sont acceptés avec reconnaissance, dit la circulaire du *Crédit Foncier* aux Conseils généraux et municipaux, lesquels ont regardé, avec raison, cette circulaire comme un ordre du gouvernement et s'y sont conformés, malgré l'état peu brillant de leurs finances.

LYCÉENS, VEUVES ET ORPHELINS !

« Montrez-vous généreux », songez que vos noms seront insérés à l'*Officiel* et connus de toute la France. Et ce qui est mieux encore, soyez persuadés que, du haut du ciel, *Saint-Panurge* vous applaudira et vous préparera une place à sa droite, ou à sa gauche s'il y avait encombrement à droite, ce qui est fort probable.

En avant, donc ! du courage à la poche, pour *Dieu, la science et la patrie*, incarnés dans Pasteur !

Dr MARRON,
Médecin microbate.

De passage à Paris pour quelques jours seulement rue des Saints-Pères, 49.

Paris, 30 juin 1886.

Nîmes. — Imprimerie Gromier Feyssier

www.ingramcontent.com/pod-product-compliance
Ingram Content Group UK Ltd.
Pitfield, Milton Keynes, MK11 3LW, UK
UKHW012133240726
13965UKWH00005B/2147